Ama Fleud-Floyd

Teoría General de la Relatividad de la Psique

***

Libro 20

***

Doctrina de la Psicología

***

***

Doctrina de las somatosis primaria y secundaria

***

A Dios, mis padres y el mundo

***

A mis amados padres:

Me mostraron el Modelo eterno de la Humanidad.

***

***

"Y el más grande de ellos es el amor"

***

***

***

Aquí comienza como la última de todas las ciencias, la ciencia de la psique.

***

***

***

La verdadera ciencia comienza con una definición del objeto de sus estudios. La pseudociencia da una historia, más o menos interesante, pero sin definición.

Hay millones de libros y obras que tratan sobre la psique y sus trastornos. ¿Alguna vez has encontrado en alguno de ellos una definición de la psique? ¿Una definición válida en todo el mundo?

¿El resto es silencio?

Decide, después de leer todos los libros de este trabajo.

***

***

***

Definición

La Psique es un proceso de intercambio simbólico actual entre el sujeto de la psique y su entorno actual (definición subjetiva).

La Psique es un proceso de intercambio simbólico actual entre dos sujetos de la psique (definición objetiva).

***

***

***

Prefacio

***

***

1.

En mi trabajo explico esta definición. Mi definición de la psique la define como un fenómeno dinámico. No estático como se entendía y describía la psique hasta ahora.

2.

En otras palabras, todas las descripciones estáticas de la psique son solo metáforas.

Significa que, en realidad, todo el lenguaje de la psicología hasta ahora, comenzando con las obras de Freud y millones de libros de otros autores, debería verse como una especie de poesía y no, por supuesto, como un escrito científico. Sin embargo, hasta ahora se ha entendido literalmente. Y de tal manera una ciencia falsa engañó a la civilización ya millones de personas que sufrían.

3.

Mientras tanto, es absurdo que una afirmación tan obvia para todos suene como un gran descubrimiento de que la psique no es un objeto observable. Después de todo, ¡nadie lo ha visto nunca! De modo que no podemos ni observarlo ni describirlo como un objeto.

Este absurdo es más absurdo que la situación antes de Copérnico con respecto a la obvia observación común de que el Sol se movía en el cielo. Todos podían verlo con sus propios ojos. Y aun así Copérnico fue el único que cuestionó esta observación común.

5.

De hecho, fue la declaración de Copérnico lo que fue absurdo. En cierto modo, al ser contradictorio con el hecho observable, la declaración de Copérnico fue rechazada de manera justificada por la ciencia de la época. La ciencia que tenía ante Él tenía una prueba visible de lo que se movía y lo que no. Aún así, la prueba final solo podría obtenerla aquellos de nosotros que pudimos ver la Tierra desde el espacio cósmico. Significa que la observación, siendo la base de toda ciencia, no es sin embargo suficiente para ser decisiva. El punto de vista de la observación es decisivo.

II

1.

La superficie de la Tierra era un punto de vista equivocado

para decidir si el Sol se movía alrededor de la Tierra o era al revés. Pero hasta el siglo XX era el único punto de vista accesible, por lo que hasta los viajes cósmicos la observación de que el Sol se mueve alrededor de la Tierra era totalmente justificable.

2.

Con mi trabajo quiero mostrar que en el caso de la psique también es la cuestión del punto de vista.

3.

  Hasta ahora, la psicología se fundaba en el punto de vista estático de la psique. La psique fue descrita por Freud, el fundador de la psicología del siglo XX, como un objeto estático. Fue dividido por él de una manera típicamente estática en porciones, como: "ego", "superyó", "id", "conciencia", "subconsciencia". Era una especie de mundo mágico con sus enigmáticas estructuras estáticas, un mundo de objetos totalmente ajenos a la vida cotidiana de la gente. Y de ahí la necesidad de un traductor que se supone que es un psicoterapeuta. Un cliente asume que el psicoterapeuta conoce el enigmático mundo de la psique y será capaz de describirlo en un lenguaje entendido por todos.

4.

Este enfoque se parece mucho a la forma en que funcionan los grupos espirituales. Tanto en el caso de la psicología de hasta ahora como en el caso de los grupos espirituales hay un grupo de personas que "conocen" el conocimiento "sagrado" sobre la psique y el mundo espiritual respectivamente y hay el resto de las personas que saben nada o saber sólo tanto como aquellos que "saben" les dirán. Dos mundos: sacro (el mundo al que sólo tienen acceso los que saben) y profanum (los clientes de los que saben).

5.

En realidad, ¿qué es este conocimiento "sagrado" de la psicología hasta ahora?

Es una historia inventada y continuamente reinventada sobre el sacro, un mundo enigmático de la psique, donde nada es seguro, todo lo posible, y el papel más importante lo juegan aquellos que "saben" para contarle a un cliente una historia sobre la psique.

III

1.

Los más grandes de los narradores de la psicología de hasta ahora, como Freud, fueron aquellos cuyas historias fueron las más originales y ... extrañas. ¿Por qué extraño? Porque el "sacro" no puede ser tan banal como el "profanum", si deben estar claramente separados el uno del otro. Sin esta separación no habría necesidad de aquellos que "saben". Esto explica por qué la "psicología" hasta ahora no ha llegado hasta ahora a convertirse en una ciencia.

2.

La ciencia es un destructor del sacro, porque la ciencia descubre las leyes para entender el mundo. Y el mundo regido por las leyes ya no es enigmático. De esta forma el sacro se convierte en profanum. En consecuencia, los que "saben" son superfluos. Conocer las leyes de la naturaleza y usar el pensamiento lógico es suficiente para avanzar en el mundo profano. Todo el mundo puede hacerlo.

3.

Es por esto que aquellos que "saben" en la "psicología" de hasta ahora son los últimos en intentar establecer y popularizar las leyes que gobiernan la psique (si es que las descubren). Un día, cuando la psique se convierta en ciencia, será su último día. Sin embargo, combatirán antes de cualquier intento real de hacer que la psicología se convierta en ciencia.

4.

 Cuando se trata de la psique, todos, desde su propia experiencia, aceptan el hecho de que existe. La cuestión es solo que nadie podría verlo con los ojos como un objeto observable. Sin embargo, todo el mundo acepta sus descripciones metafóricas como si fueran las de un objeto observable. ¿Por qué?

5.

¡Porque hasta ahora la gente no ha tenido otra opción! Lo mismo que hasta Copérnico. No hubo alternativa. La gente cree en lo que escriben los autores. Llegas a tus manos la alternativa a la descripción de la psique de hasta ahora.

IV

1.

Entonces, ¿qué podemos decir sobre la psique?
Científicamente hablando, solo

esto es lo que se puede observar. Por supuesto, como muestra el ejemplo de Copérnico, la observación en sí misma no es garantía de que lo que vemos sea lo que vemos. Pero en el caso de la psique es exactamente lo contrario del caso de Copérnico. ¡Porque la observación de hasta ahora no ve nada!

2.

Hasta los viajes cósmicos, el procedimiento científico

basado en la observación, que es la condición sine qua non de la verdadera ciencia, no pudo aceptar los cálculos de Copérnico. Incluso si matemáticamente hablando parecían correctos y plausibles. En otras palabras, Copérnico, 400 años antes de la observación realizada desde el punto de vista del espacio cósmico, dio argumentos matemáticos de que la observación realizada desde el punto de vista de la superficie de la Tierra era incorrecta.

3.

Mi papel en la historia de la exploración de la psique es el reverso del papel desempeñado por Copérnico en la exploración del cosmos.

4.

Es decir, Copérnico con argumentos matemáticos demostró que la descripción de la observación del movimiento del Sol en el cielo era solo un disfraz de la verdad. Y el error de esa falsa observación consistió en un punto de vista equivocado de la observación del movimiento del Sol.

5.

Yo, a mi vez, con mis argumentos lógicos, biológicos, físicos, químicos y evolutivos trato de probar que la descripción de la psique vigente basada en la no observación es también sólo un disfraz de la verdad. Un disfraz que es el mismo que se inventó antes de Copérnico.

V

1.

Sin embargo, una cosa salta a los ojos. ¡La gente de hace 2000, 1000 y 400 años parecía ser mejor pensadora que la gente de hoy! ¿Por qué?

Estos pueblos antiguos, incluso si están equivocados en su descripción del movimiento del Sol, están excusados por el argumento de la observación a su favor.

La gente del siglo XX, a su vez, cree en una descripción de la psique basada en el argumento de la no observación ...

2.

Mi papel en este punto de inflexión de la exploración de la psique es detener la era de las descripciones de la psique basadas en la no observación. Para hacer posible esta observación tuve que buscar una posibilidad de observar la psique. Y esta posibilidad podría encontrarse, pero no allí donde millones y millones de personas no la hayan encontrado antes que yo. No se pudo encontrar en la dimensión estática de la realidad.

3.

Mi avance copernicano fue trasladar mi punto de vista de la observación psíquica de la dimensión estática de la realidad a la dinámica. Y este acto marcó la diferencia.

Finalmente pude observar y definir qué es la psique. Definición de la psique en la mano, podría iniciar la ciencia de la psique.

4.

Y lo que se puede observar es un fenómeno dinámico. ¡El proceso dinámico!

A este proceso dinámico lo llamo en mi definición de la psique: ¡el intercambio simbólico actual! Significa que no es posible hablar de la psique de una persona. No existe. Lo que existe es sólo la psique como un intercambio simbólico de corriente momentánea. Significa que la psique de una persona es una secuencia de intercambios simbólicos momentáneos infinitamente pequeños, al igual que la luz es la secuencia de fotones de luz infinitamente pequeños.

Por este motivo la psique como proceso se puede perturbar, pero, por supuesto, no puede enfermarse (!) Y por este motivo (no el único) el título de este trabajo es:

"Teoría de la relatividad de la psique general".

5.

(Por supuesto, todavía encontrarás en esta obra expresiones que recuerdan la era de las descripciones de la psique estática (dos polos, espacio interpolar, ...).

 Sin embargo, no pude empezar a escribir sobre la psique utilizando un lenguaje que usted, querido lector, ya no comprende desde las primeras páginas. Por una razón muy simple: nadie antes que yo escribiera sobre la psique como sobre un fenómeno dinámico, como la luz o el tiempo.

 Quizás se pregunte por qué soy el único que trata la psique

como un fenómeno y no como un objeto. La respuesta es sencilla. Porque nunca he visto la psique y nunca he oído que nadie la haya visto. ¡Aún así, existe! La conclusión es una: es un fenómeno dinámico).

Doctrina

1.

¿Por qué la somatosis?

La psicosis primaria es una idea para tal aberración de la psique de ansiedad, de modo que esta psique pudiera salir de la sobrecarga de ansiedad, antes de que la evolución desarrollara la conciencia tan fuerte que la conciencia fuera capaz de superar la ansiedad. Pero antes de la psicosis primaria, el fenómeno de la somatosis apareció en el transcurso de la evolución como la primera consecuencia de la ansiedad.

2.

Mientras tanto, la somatosis es la misma aberración en el funcionamiento del cuerpo humano que la psicosis en el caso de la psique humana. En ambos casos se trata de la desrealización del sentido funcional del proceso.

3.

Y así, en el caso de la psicosis primaria, el proceso psicológico se vuelve tan irreal, es decir, separado de la realidad que la psique se mueve a un nivel de funcionamiento superior al real, a un nivel simbólico. En este nivel la ansiedad se ve privada de la catastrófica nocividad de su dimensión física y en la dimensión simbólica la ansiedad se convierte en un factor que inspira una vida simbólica creativa.

4.

¿Qué pasa con la somatosis? Aquí, el proceso fisiológico real es reemplazado por un proceso irreal, no fisiológico, es decir, un proceso definido por la medicina como un proceso patológico. Por lo tanto, podemos ver con razón una analogía entre el proceso irreal llamado proceso de enfermedad de las funciones corporales y el proceso irreal llamado psicosis de las funciones psíquicas.

5.

 Si bien la psicosis resulta ser un logro extremadamente valioso para la especie humana, ya que abre una nueva dimensión de la existencia, la dimensión simbólica, la cuestión de si la somatosis también tiene sentido es extremadamente arriesgada.

II

1.

Digámoslo claramente.
¡Todas las enfermedades

humanas no son más que somatosis!

Y el proceso patológico de toda enfermedad, especialmente una enfermedad endógena, es decir, aquella que no surge como resultado de la interferencia de un factor externo, no es más que una función desvinculada de la realidad fisiológica de un órgano dado del cuerpo. . E incluso en el caso de una enfermedad exógena la influencia de un factor externo se limita a inducir la desrealización del proceso fisiológico y, por tanto, al mismo de lo que se trata en una enfermedad endógena. ¡Entonces la analogía entre psique y somática es perfecta!

2.

Sin embargo, para que esta analogía sea realmente perfecta, aún falta el paralelismo de dos elementos.

A saber: el elemento causal y el elemento efecto. Si fueran análogos también, probaríamos el origen común y el sentido común de la psicosis y la somatosis. Veámoslo.

3

Empecemos por el elemento causal. Si la ansiedad fue la causa de la psicosis primaria en el curso de la evolución y la ansiedad es constantemente un punto de referencia para la psicosis primaria, entonces también tendría que ser la causa de la somatosis primaria.

4.

  Sin embargo, surge la pregunta de por qué la Naturaleza necesita además de la psicosis primaria también la somatosis primaria.

5.

  La primera respuesta que me viene a la mente precisamente por analogía con la psicosis primaria es, naturalmente, que la somatosis es el segundo mecanismo de defensa contra la ansiedad, siendo la psicosis primaria la primera. Y quién sabe, tal vez crónicamente no el segundo, sino el primero.

¿Cómo es esto posible, si es posible?

III

1.

Al observar la vida de los animales salvajes, siempre me sorprende su poder de supervivencia. Ya sea en las heladas de Siberia o en los trópicos, sin mencionar las zonas templadas, todos los animales están tan perfectamente armonizados con la naturaleza que casi nunca se enferman a lo largo de su vida. Se enferman solo en la vejez, y esa es la vejez en los animales.

2.

 Mientras tanto, el hombre como única especie entre los mamíferos es una especie extremadamente delicada en términos de salud y por lo tanto sufre de cualquier enfermedad y de forma constante a lo largo de la vida. ¿Por qué? ¿Para qué? ¿Cual es el punto de eso?

3.

Parece que debemos buscar nuevamente la respuesta a esta pregunta en los orígenes mismos de la especie humana. Ya los he descrito bastante extensamente en mis trabajos hasta ahora en el contexto de la evolución de la psique del hombre. ¡Y resulta que la tendencia del hombre a enfermarse está inesperadamente relacionada con la cuestión del nacimiento de la psique humana!

4.

Probé muchas veces en mi trabajo la tesis de que la naturaleza reconocía la mutación de la ansiedad como extremadamente peligrosa para los animales y, por lo tanto, para los simios prehumanos.

Además, existe evidencia de que la naturaleza consideró que la mutación de la ansiedad era definitivamente catastrófica. La razón principal no fue la destrucción de la psique. ¡Inesperadamente, la ansiedad resultó ser más peligrosa para el cuerpo que para la psique! En pocas palabras, la destrucción del organismo por la ansiedad es precisamente la somatosis.

Dado que el asunto se remonta a la psicosis primaria, usaremos de ahora en adelante el término de somatosis primaria.

5.

Entonces, ¿cuál es exactamente el fenómeno de la somatosis primaria?

IV

1.

  Pues bien, la ansiedad siendo en el sentido físico una emisión de ondas cerebrales electromagnéticas espontáneas continuas a través de la estimulación continua del Sistema Nervioso Central y Autónomo afecta a todo el cuerpo por la liberación de los neurotransmisores y sustancias endocrinas a la sangre.

2.

Una estimulación tan constante (a excepción del sueño) es inevitablemente extremadamente cara en términos de energía y esto es lo que a la naturaleza no le gusta a largo plazo. La energía no tiene precio para la Naturaleza y por eso el proceso de evolución significa también luchar por el libre acceso a las fuentes de energía y limitar su pérdida.

3.

Además, tal estimulación constante de ansiedad sin sentido de todo el organismo perturba el curso de los procesos fisiológicos de todos los órganos y sistemas del organismo, especialmente el sistema inmunológico.

4.

Por tanto, Nature no tuvo que activar ningún mecanismo adicional para eliminar a los individuos con una mutación de ansiedad. Se eliminaron por aumento de la morbilidad, a través de la somatosis primaria.

5.

En otras palabras, la somatosis primaria es un proceso continuo, desencadenado por la ansiedad, el proceso de alterar las funciones fisiológicas del cuerpo que conduce a una disminución de la inmunidad del organismo y, en consecuencia, a una enfermedad.

V

1.

  Contrariamente a las absurdas tesis de algunos círculos psicológicos, la enfermedad nunca ha sido ni será una "forma de expresión y comunicación". En el sentido psíquico, la enfermedad es un fenómeno completamente absurdo y darle cualquier significado psicológico es una expresión de una escritura de cuento de hadas total, tan fácilmente practicada en el campo no científico de la llamada psicología hasta ahora.

2.

Las enfermedades orgánicas humanas son la primera consecuencia de la ansiedad. Son la consecuencia física de la ansiedad y desde el principio se suponía que eliminarían a los individuos con ansiedad de la carrera de la evolución y de la historia posterior de la vida en la Tierra.

Y existían condiciones para que estos individuos realmente murieran como resultado de la plaga de enfermedades que les sobrevino.

El mecanismo de la somatosis primaria es una trampa sin salida: la ansiedad perturba los procesos fisiológicos de todo el organismo y como resultado su inmunidad disminuye.

3.

   Es por eso que todos los demás animales casi nunca padecen enfermedades, viven en condiciones climáticas y climáticas extremas, a menudo con frío, hambre, sobrecalentamiento, etc. ... ¡Los procesos fisiológicos en sus cuerpos no se alteran! ¡Por eso ni la lluvia, ni el frío, ni el hambre son peligrosos para ellos!

   4.

Y el hombre es tan delicado, tan frágil. Unos minutos bajo la lluvia y el hombre está enfermo. Alguien estornuda cerca y el hombre está enfermo ...

5.

Por cierto, desacreditemos el mito de un estilo de vida saludable tan popular entre la gente moderna como una forma de salvar su salud. De hecho, evitar todas las amenazas a la salud humana, como las biológicas, químicas y físicas, tendría sentido y sería eficaz, si no fuera por el hecho de que el hombre tiene un mecanismo de somatosis primaria incrustado en los genes.

VI

1.

El hecho de que estemos vivos no es el resultado de un estilo de vida saludable porque no tiene importancia para la somatosis.

Si es así, ¿por qué vivimos, realmente condenados a desaparecer desde el principio de nuestra carrera?

Solo hay una explicación. ¡Hay ... un milagro detrás de esto!

¿Que milagro?

El milagro de la psicosis primaria.

2.

Poco después de que apareciera la somatosis primaria, se inició inesperadamente un proceso completamente incomprensible, a saber, el proceso de hacer que las experiencias mentales fueran irreales. ¡Tal desrealización no es más que la psicosis primaria!

¡Y tal psicosis no es más que salir de la ansiedad!

¿Cómo es esto posible?

3.

Ya he descrito el aspecto físico de la ansiedad y de la psicosis primaria. La ansiedad es una emisión continua espontánea de ondas cerebrales electromagnéticas. Es la ansiedad lo que altera la función fisiológica normal de todos los sistemas del cuerpo. ¡Pero hace veinte y algunos millones de años esa ansiedad comienza a ser moldeada conscientemente por el cerebro y el resultado son emisiones cerebrales simbólicas! ¡Nuestros pensamientos!

4.

Este maravilloso momento, cuando el cerebro del primer mono primigenio inició el procesamiento consciente de la ansiedad fatal en una onda cerebral simbólica, es un punto de inflexión en el destino de los primates humanos y de toda la especie humana.

5.

En este punto debo subrayar los 3 eventos más importantes para la supervivencia de la especie humana condenada y luego para su fenomenal éxito evolutivo.

VII

1.

Entonces, el primer evento es la aparición de una psicosis primaria saludable.

Sí, saludable porque detuvo la emisión de la onda cerebral de ansiedad que fue desastrosa para la psique primaria y para los sistemas de todo el organismo. Esta capacidad para detener la emisión cerebral de ansiedad fue el segundo de estos tres eventos.

Y al mono primitivo se le dio un arma para combatir la ansiedad. Para sobrevivir, tuvo que continuar y perfeccionar la capacidad de interrumpir la emisión de la onda cerebral de ansiedad. ¡Y esta capacidad de transformar una onda de ansiedad espontánea en una onda cerebral modulada con precisión es precisamente pensar! ¡Ese es el tercero de los tres eventos que salvaron a la especie humana!

2.

Por supuesto, todos estos tres eventos han sido inscritos para siempre en los genes de nuestra especie, ya que este es el mecanismo de la selección natural evolutiva para promover estas ganancias evolutivas que son beneficiosas para la supervivencia de la especie.

3.

La ansiedad y la somatosis primaria resultante fueron y son la mayor catástrofe en la historia de la especie humana. Fuimos salvados por la psicosis primaria que bloqueó la somatosis primaria. Y, finalmente, pensando.

4.

Es gracias a esta premisa negativa que pensar en

términos de evolución de una manera electrizante, porque en apenas veinte millones de años, se desarrolló hasta tal punto que creó una dimensión de existencia completamente nueva, desconocida para la Naturaleza, una dimensión simbólica.

5.

Solo una premisa negativa, es decir, aquella en la que el motivo de la acción es huir del malestar y el sufrimiento, es la más fácil de entender incluso para las formas primitivas de inteligencia. Y así fueron los simios prehumanos.

VIII

1.

Debemos nuestro éxito en la evolución y luego el éxito de nuestra civilización a este volante de progreso que es por un lado la ansiedad y la somatosis primaria, y por otro lado la psicosis primaria, el pensamiento y la interrupción tanto de la ansiedad como de la somatosis primaria. . Pero este trabajo debe realizarse constantemente para sobrevivir.

2.

  Si el trabajo de la psicosis primaria y el pensamiento se ralentiza, desafortunadamente reaparece el impacto negativo de la ansiedad.

La ansiedad significa una destrucción de la psique y la somatosis primaria significa una destrucción del organismo.

Tenga en cuenta que los tres tipos de humanidad, T1h, T2h, T3h, tienen el mismo trabajo que hacer con herramientas ligeramente diferentes. Y así, en el caso de T1h solo tenemos la psicosis primaria como herramienta. En el caso de T2h, esto es solo el AEI.

Finalmente, T3h tiene las herramientas en forma de AEI y psicosis episódica y somática.

3.

Al mismo tiempo, cabe preguntarse si la psicosis episódica y la psicosis somática son realmente tan útiles en esta lucha humana por la supervivencia como la psicosis primaria y la AEI.

4.

Tenga en cuenta que ambas psicosis van más allá de la psique y perturban la función del organismo, a diferencia de la psicosis primaria que se limita solo a la psique. Y este es el problema.

5.

La somatización de la psicosis por parte de las personas T3h no es un mecanismo de defensa contra la ansiedad, como lo son la psicosis primaria y la AEI, ¡pero es una recaída a la somatosis primaria! Y este, como escribí antes, es el mecanismo de destrucción del organismo. Por tanto, en el caso de las psicosis episódicas y somáticas por parte de las personas T3h, nos ocupamos de la reactivación de la somatosis primaria y por ello llamaremos a todas estas psicosis somatosis secundarias.

IX

1.

Las psicosis episódicas y somáticas de T3h llamadas a partir de ahora somatosis secundarias no deben dejarse seguir su curso. A través de la psicoterapia se debe fortalecer el potencial ansiolítico de estas personas para que la sobrecarga de ansiedad no ocurra en absoluto o tan raramente como sea posible. Este potencial es, por supuesto, principalmente AEI, que es problemático en las personas T3h.

2.

En todos los tipos de humanidad puede haber períodos más cortos o más largos de desequilibrio de ansiedad sobre los mecanismos de ansiedad. Y luego existe el riesgo de reactivación del antiguo mecanismo de somatosis primaria. Como resultado de este proceso, como ya he explicado, se altera la función de todos los sistemas del cuerpo, lo que se manifiesta por una disminución de la inmunidad corporal. Las personas T3h son las más expuestas a dicha reactivación y la consiguiente aparición de somatosis secundaria y las personas T1h las menos.

3.

Y vale la pena repetir en este punto lo que ya he dicho en otras palabras, que no se trata de factores patógenos responsables de la formación de enfermedades, sino de la inmunidad que se debilita por el proceso de somatosis secundaria. Y resulta que la inmunidad se modela constantemente en los seres humanos por la influencia de dos factores opuestos: los mecanismos de ansiedad y ansiolíticos.

4.

Esto es claramente visible en la forma en que se configura el sistema de equilibrio entre la ansiedad y los mecanismos ansiolíticos constantemente desarrollados en el período de desarrollo, es decir, en la infancia.

Como bien sabemos, es un período en el que los niños se enferman regularmente. Hasta ahora, solíamos atribuir este hecho a varios patógenos que supuestamente causarían enfermedades infantiles. Mientras tanto, mi teoría de la psicosis primaria y la somatosis primaria / secundaria arroja una luz completamente nueva sobre este fenómeno.

5.

Según mi teoría, como he escrito muchas veces al respecto, la psique del niño durante la infancia está bajo el paraguas de la ansiedad de la psicosis primaria. Sin embargo, no es un mecanismo contra la ansiedad completamente confiable (tales mecanismos no existen).

Por tanto, cuando la psique y el organismo del niño están expuestos crónicamente a las psicosis episódicas de ansiedad aparecen las reactivaciones de la somatosis primaria, como en el caso de las personas T3h. Por lo tanto, llamo a estas somatosis las somatosis secundarias con diversos grados de somatización y gravedad. Y así, las somatosis infantiles secundarias con baja somatización son principalmente psicosis obsesivo-compulsivas, como todas las obsesiones y actividades compulsivas. Y las somatosis secundarias con somatización moderada y alta son casi todas, si no todas, enfermedades de la infancia.

X

1.

Hace millones de años, cuando surgió la ansiedad, es decir, las ondas electromagnéticas continuas y espontáneas del cerebro en su conjunto, la ansiedad era algo que la Naturaleza no sabía y, al parecer, no quería saber.

2.

Bueno, la historia del hombre, desde los primeros simios primitivos hasta el día de hoy, es la historia del cerebro que ejercita la capacidad de transformar ondas electromagnéticas continuas y espontáneas en ondas objetivo y precisas. Este ejercicio llevó al cerebro humano entre veinte y treinta millones de años.

3.

Por cierto, una pequeña digresión. La gente se pregunta si las habilidades adquiridas para usar el cerebro y, por lo tanto, la inteligencia, se heredan. ¡La historia del desarrollo del cerebro humano lo demuestra!

4.

  El cerebro humano está aprendiendo constantemente el arte de dar forma a la emisión de ondas electromagnéticas porque cuando se emiten de forma deliberada y precisa, son un producto invaluable. Son pensamientos. Y cada generación siguiente hereda de la anterior las habilidades adquiridas en este arte.

5.

Así, hace muchos millones de años, el cerebro humano inició el arte de ser preciso en la emisión de ondas electromagnéticas. Y nuestro cerebro ha dominado este arte hasta tal punto que la especie humana moderna incluso se llama el hombre pensante, Homo sapiens. Por supuesto, existen posibilidades de una mayor evolución del cerebro humano.

XI

1.

Una de estas posibilidades con grandes perspectivas de una mayor evolución del cerebro es la moderación de todos los procesos fisiológicos corporales por parte del cerebro.

Físicamente, esto es tan posible como hace veintitantos millones de años era físicamente posible dominar el arte de moderar las emisiones de ondas electromagnéticas a través del cerebro.

2.

Pero ahora nuestro cerebro aún no puede moderar los procesos fisiológicos del cuerpo y por eso, lamentablemente, no me equivoco al decir que si nuestra psique pudiera influir en los procesos fisiológicos, estos seguirían nuestros pensamientos y deseos expresados.

3.

Físicamente es posible, pero nuestro cerebro aún no puede

hacerlo. Lo que no significa que no habrá individuos con esta habilidad en un futuro más o menos lejano o tal vez ya existan personas que dominen un método de entrenamiento psíquico que permita la moderación de las células del cuerpo por parte del cerebro. Porque seamos claros: ¡hay posibilidades!

4.

Hace millones de años, aparecieron las ondas

electromagnéticas espontáneas del cerebro que continuaban durante todo el período de vigilia y luego el cerebro humano dominó la capacidad de dar forma a estas ondas en ondas que ya no eran espontáneas sino intencionadas y precisas: los portadores de símbolos, solo los pensamientos.

5.

¿Una enfermedad corporal iniciada mentalmente, es decir,

una enfermedad iniciada por la sobrecarga de ansiedad? ¿No recuerda esto a las ondas electromagnéticas espontáneas que nuestro cerebro ha aprendido a moderar con el tiempo? Esto muestra la posible perspectiva de un mayor desarrollo de las habilidades del cerebro humano.

XII

1.

Dado que es posible que existan tales enfermedades, y hemos demostrado cómo es físicamente posible, entonces es posible dar un paso más. Dado que la enfermedad psicosomática como la somatosis secundaria es un fenómeno análogo al fenómeno de las ondas cerebrales electromagnéticas espontáneas continuas, en ambos casos el cerebro revela una nueva cualidad de su funcionamiento.

2.

   Hace millones de años, esta nueva cualidad era la emisión continua de ondas electromagnéticas no planificadas, por así decirlo, sin sentido por todo el cerebro.

   3.

En el siglo XX descubrimos otra cualidad en el trabajo del cerebro que puede evolucionar con el tiempo tan bellamente como estas continuas ondas electromagnéticas que son el registro fisiológico de la ansiedad. Esta nueva cualidad descubierta del trabajo cerebral son las enfermedades psicosomáticas (las somatosis secundarias), un fenómeno que a primera vista podría parecer tan inútil y sin sentido como la ansiedad.

4.

Pero la ansiedad es el antepasado de los pensamientos. En el caso de las somatosis secundarias a su vez, si dirigimos la evolución del cerebro humano en esta dirección, ¡las somatosis secundarias serán el ancestro de la capacidad de controlar los procesos fisiológicos por parte de la conciencia humana!

5.

Por supuesto, se necesitaron muchos millones de años para que las ondas cerebrales electromagnéticas continuas y espontáneas se transformaran en ondas moderadas por la voluntad humana que codificaban el registro de pensamientos ...

XIII

1.

Ni un prehumano ni un ser humano, por supuesto, trabajaron conscientemente para adquirir esta habilidad. El cerebro siempre se ha entrenado en esto por sí mismo y se entrena todo el tiempo sin nuestra voluntad. Y esa es probablemente la razón por la que se necesitaron tantos millones de años para dominar el arte de moderar las ondas electromagnéticas emitidas por el cerebro.

2.

El camino de las somatosis secundarias a los procesos fisiológicos moderadores será mucho, mucho más rápido porque podremos modelarlo conscientemente por medio de nuestra voluntad.

3.

El camino de la ansiedad a los pensamientos no fue tan directo. De hecho, ni siquiera fue un camino, sino un vagabundeo de la especie humana en el desierto de la evolución.

4.

Probablemente el cerebro ha probado varias formas de funcionamiento desde la aparición de la ansiedad, que a la luz de mi teoría de la psique humana es su comienzo definible como una especie separada.

Las ondas cerebrales continuas espontáneas de ansiedad iniciaron probablemente muchas vías evolutivas. Hoy no sabemos nada de ellos. Es difícil imaginar y fantasear sobre cómo pudo haber resultado el destino de este extraordinario, aunque a primera vista insensato fenómeno de la ansiedad.

5.

Una cosa que sabemos es que de los muchos caminos posibles que se perdieron en la antigua prehistoria de la especie humana, el camino del pensamiento ha quedado como el más adecuado y útil para que aparezca la dimensión simbólica.

Además, ¡el cerebro humano ha recorrido este camino con total éxito! La dimensión simbólica casi se ha convertido en una marca registrada de nuestro género. Descartes lo expresó hace muchos siglos con pocas palabras precisas: "Pienso, luego existo".

Abreviaturas

Bloqueador de ansiedad AB

AEA Ansiedad-Alerta emocional

Inteligencia emocional y ansiedad AEI

Polisimbolicidad cíclica CP

Síndrome de infantilismo CS

EP Psicosis episódica

ESE Autoestima Externa

Intercambio simbólico externo de ESEx

Polisimbolicidad genética gP / S / Esquizofrenia

Polisimbolicidad / esquizofrenia inducida por iP / S

Autoestima interna de ISE

Intercambio simbólico interno de ISEx

Inteligencia lógica LI

Psicosis primaria negativa NPP (depresión)

PSPM Parallel Symbolic Psyche Me

Programa PRNL de regreso a la vida normal

Intercambio simbólico paralelo de PSEx

SBM Symbolic Brain Me

SE Autoestima

Intercambio simbólico sexual

Polisimbolicidad simultánea SP

SPM Symbolic Psyche Me

SSPM Sleep Symbolic Psyche Me

T1h Tipo 1 de la Humanidad (sin auto distanciamiento a la psicosis primaria)

T2h Tipo 2 de la Humanidad (con auto distanciamiento a la psicosis primaria)

T3h Tipo 3 de la Humanidad (tipo intermedio entre T1h y T2h)